GRAVIDEZ:

DICAS DE COMO SE ENGRAVIDAR OU NÃO ENGRAVIDAR.

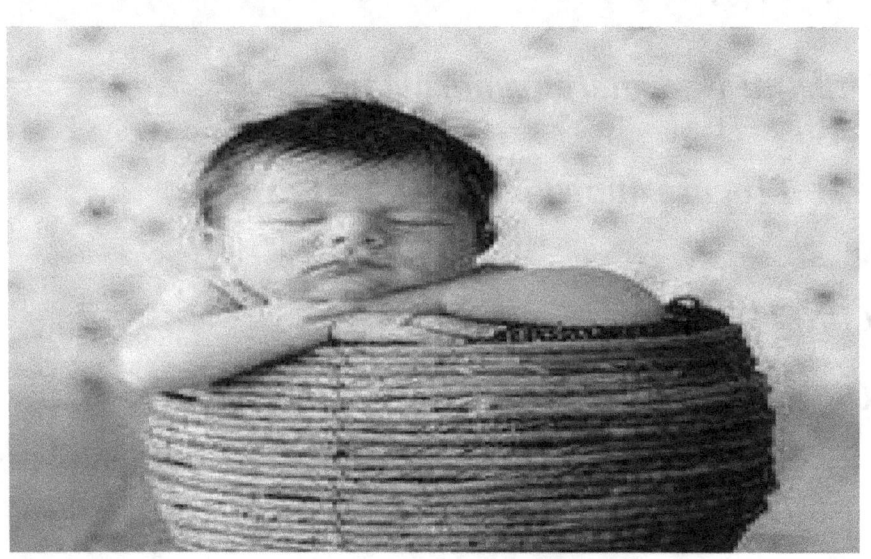

Índice

Introdução

Venho por meio de este livreto compartilhar algumas dicas muito importantes e práticas que um casal devem saber e compreender em como engravidar ou não.

E também tem muitos casais que não querem engravidar, então aqui tem algumas dicas sobre como proceder com isto.

Mas antes de qualquer coisa, eu como embriologista digo que busque em primeiro lugar o reino de Deus, entregue sua vida ao Senhor Jesus e tudo o mais será entregue.

Algumas Dicas de uma Embriologista pra casais...

1. Que querem engravidar.

São dicas como:

- Após um ano na tentativa, sem preservativos e não engravidaram, procurem um Ginecologista especialista de Reprodução Humana Assistida.

- No Brasil em quase todas as capitais têm-se tratamentos de tratamento de reprodução humana assistida do SUS (SITEMA ÚNICO DE SAÚDE) de graça, e temos também um programa que se chama PROGRAMA ACESSO; que são as empresas que vendem os remédios (hormônios) dão um grande desconto pra quem se cadastrar neste programa.

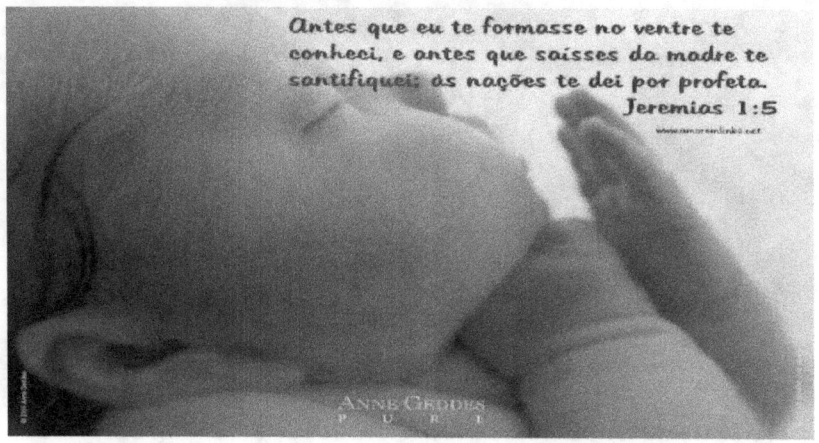

Antes que eu te formasse no ventre te conheci, e antes que saísses da madre te santifiquei; ás nações te dei por profeta.
Jeremias 1:5

Assim não tem desculpas pra deixar pra lá ou deixam pra depois o tratamento de RHA; porque quando falamos de reprodução humana assistida devem o casal procurar o tratamento o mais rápido possível, principalmente quando a mulher tem idade avançada (acima de 35 anos).

- A mulher nasce deste o ventre com uma quantia exata de óvulos, e deste jeito podemos saber exatamente quando vai acabar seus óvulos; e quando chega a idade acima dos 35 anos estes óvulos envelhecem muito rápido. Assim não conseguem formar normalmente um embrião forte sem capacidade de fixar no útero.

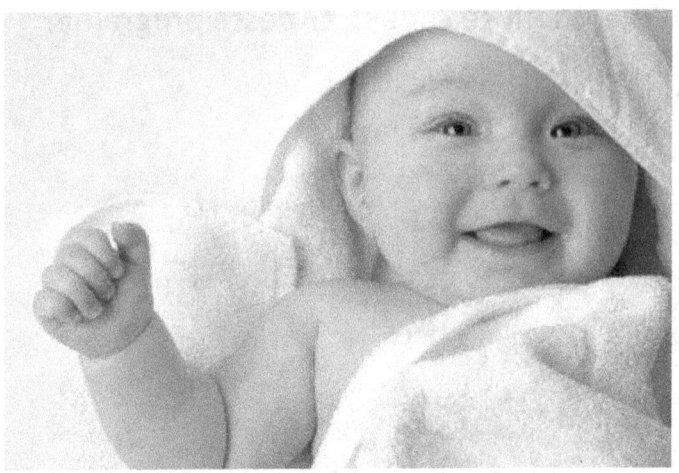

- Tratem com seu médico ginecologista especialista em Reprodução Humana Assistida o tratamento destas doenças como: Endometriose, Ovário Policístico, Doenças Sexuais Transmissíveis, Mioma, Clamídia, Trichomona, Gonorreia, HPV, Função Ovulatória Anormal (não tem mestruação normal); pois tudo isto, provocam a alteração no corpo provocando a dificuldade de engravidar.

- Deficiência Coitais (Dificuldade de Ereção): procurem o homem, um urologista e pergunte se podem usar a pílula azul (Viagra).

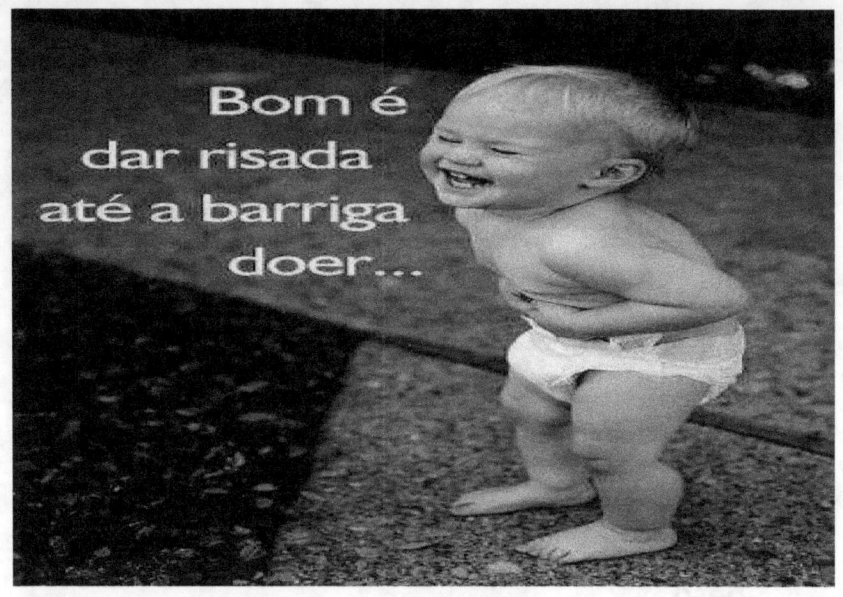

- **PROCUREM TER MUITO MAIS RELAÇÃO SEXUAL POR SEMANA.**

Acreditem muitos médicos dizem que muitos casais querem engravidar mais tem muito pouco tempo pra ficarem juntos devidos os trabalhos; ou seja, quando os médicos perguntam para os casais se fazem relações sexuais, eles dizem que faz pouco.

Assim antes de procurar um tratamento de reprodução humana assistida procurem fazer mais relação sexual.

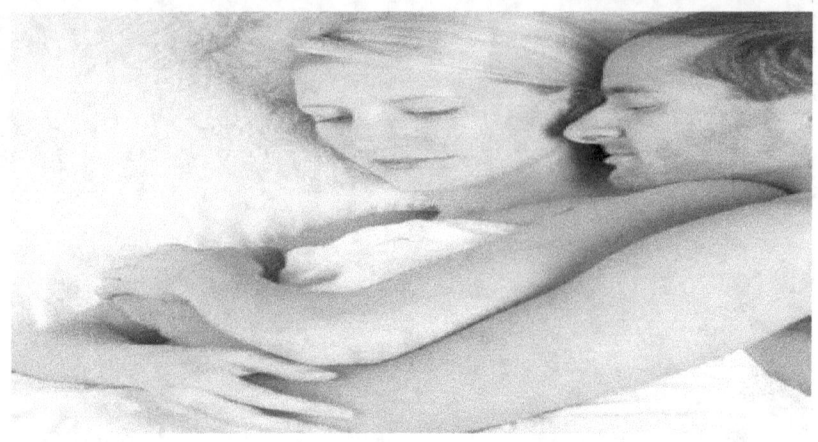

- O casal deve procurar não estar com excesso de peso.

 Pois já tem vários estudos internacionais e nacionais que dizem que OBESIDADE MÓRBIDA, mudam totalmente a fisiologia dos hormônios da produção de gametas feminino e masculino.

E agora, no Congresso Brasileiro de Reprodução Humana Assistida (2011) os médicos especialistas de RH estão oficializados que quando um casal obeso chegarem à clínica a procura de tratamento, eles vão ser encaminhados para uma clínica de SPA (de emagrecimento).

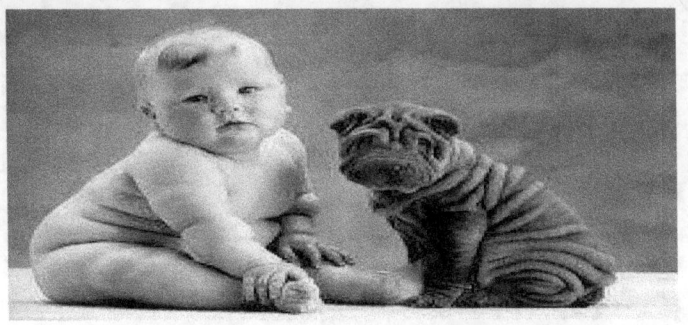

- **PROCUREM TER UMA VIDA SAUDÁVEL COM CAMINHADAS, não fumem, se cuidem mais.**

- **Vivam mais relaxados, sem stress, e se possível viajem juntos, procurem lugares com menos ansiedade, sem ansiedade de engravidar e se assim mesmo, não der certo procurem ter uma nova mente no sentido de adotar uma criança; porque tem pesquisar atuais e muito médicos dizem que tem visto muito casais que adotaram uma criança e com o tempo por se relaxados e amando mais, aconteceram que eles engravidaram.**

- **No homem procure não colocar o celular no bolso pra as radiações não matar os espermatozoides.**

- **Dispareunia (Dor na Relação Sexual) fale com seu médico se tiver esta dor na relação sexual, pois isto atrapalha a mulher de ter toda uma lubrificação normal, assim com isto ficando molhada fica fácil do espermatozoide chegar com mais rápido no útero.**

- Comprem lubrificantes (assim diminui a dor na relação sexual).

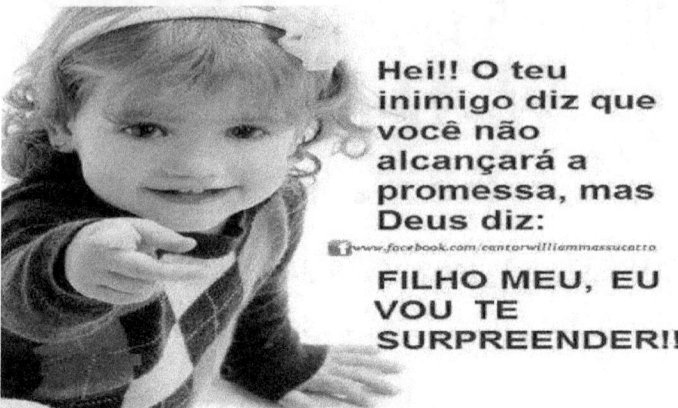

Hei!! O teu inimigo diz que você não alcançará a promessa, mas Deus diz:

www.facebook.com/cantorwilliammassucatto

FILHO MEU, EU VOU TE SURPREENDER!!

- Não tomar anticoncepcional oral, isto é na verdade é lógico, mas talvez tenha alguém tomando achando que poderá ajudar na próxima ovulação.
- **Descubra os dias férteis da mulher e aumente suas chances de engravidar.**

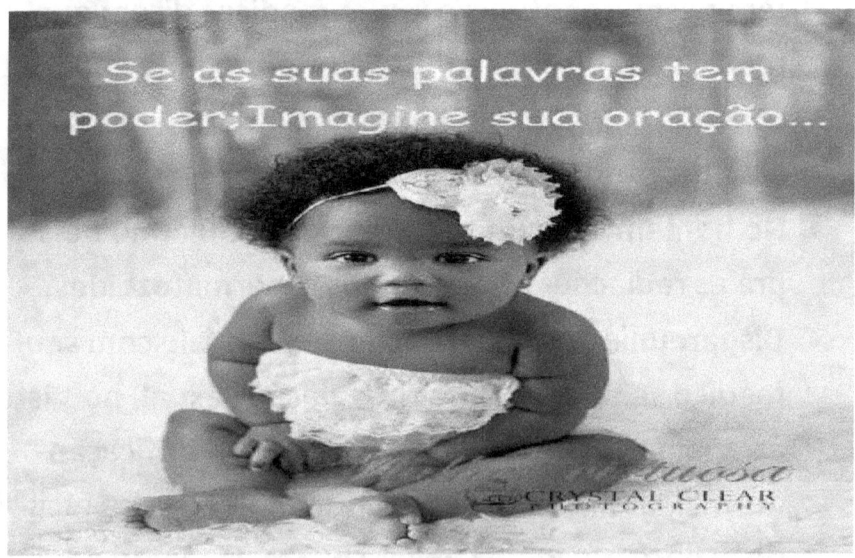

Se as suas palavras tem poder;Imagine sua oração...

CRYSTAL CLEAR

2. Que Não querem engravidar.

Engraçado como tem muitos revistas e livretos dizendo como fazer pra engravidar, mas tem poucos livretos dizendo para o casal como fazer pra evitar a gravidez.

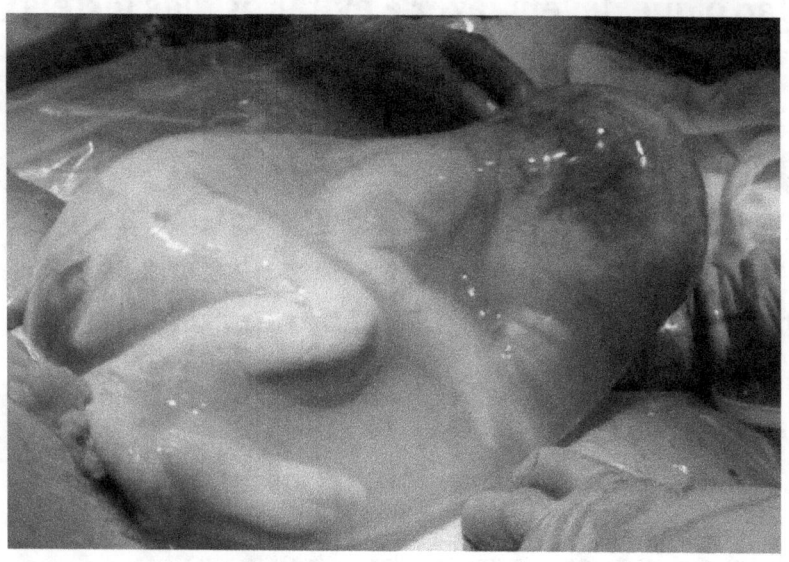

(Este parto se faz assim quando a mãe tem HIV)

Assim aqui vão algumas dicas para o casal fazerem:

- O casal que decidi não engravidar devem procurar saber quando é dia fértil da mulher e é geralmente 14 dias após a mestruação, então devem procurar não fazer sexo neste período.

- Mulheres devem usar anticoncepcional oral sempre.

- Use sempre camisinhas.

- Mas alguns homens tem pavor em engravidar e a mulher está louca pra engravidar, daí ela pode muito bem furar a camisinha ou mentir que estão tomando o anticoncepcional oral, Então o que devem fazer é evitar os dias férteis da sua parceira ou (fazer como D.Pedro fazia há séculos atrás. Ele esquentava uma água muito quente pra matar todos os espermatozoides, colocava seus testículos uns 30 minutos, antes do sexo, sem sua mulher saber; isto porque naquela época não existia remédio ou não sabia bem o que é dia fértil da mulher). Mas não estou dizendo para o homem fazer isto, mas que funciona, funciona rs.

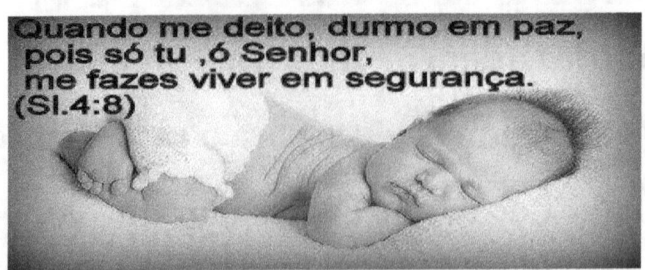

Quando me deito, durmo em paz, pois só tu ,ó Senhor, me fazes viver em segurança. (Sl.4:8)

- Se o homem não quer mesmo engravidar porque já tem seus filhos e não querem mais, o mais certo é fazer Laqueadura, o mais rápido possível; mas pode estar pensando que é cara esta operação.

Mas no Brasil, esta operação é de graça pelo SUS, todos podem operar e depois de algumas horas já sai do hospital andando, também não se preocupem não vai atrapalhar seu trabalho, como não altera sua ereção.

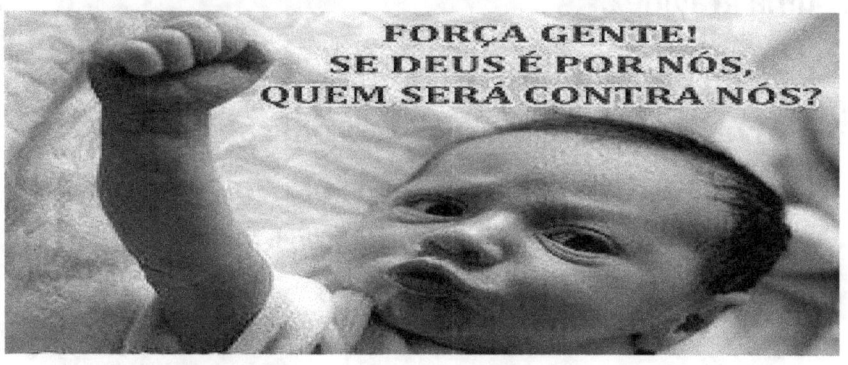

3. PROCUREM GUARDAR SEUS GAMETAS:

Quando um casal ainda não estiver preparado pra engravidarem, mas que futuramente querem filhos devem procurar guardar seus gametas em clínicas de confiança de reprodução humana assistida; sendo congelados e no tempo certo que tiverem preparados procurarem fazer FIV (Fertilização em vitro) ou super ICSI.

CONCLUSÃO

Assim concluímos que nesta época, que muitos casais adiam sua gestação pra crescer na sua carreira profissional, devem-se ter uma ideia da dimensão das *práticas* de um casal a procura de uma gravidez.

E assim procurarem correr atrás dos seus sonhos através de tratamentos de reprodução humana assistida o mais cedo possível com um ginecologista especialista de RHA (Reprodução Humana Assistida).

ORAÇÃO

" Senhor Jesus abençoem este casal que está a procura de um milagre, que é um filho!

Vem sobre eles e imundam de vida o ventre deles!

E que a cada dia o Senhor vem, enchem o seu corpo do Espírito Santo de Deus e renovam suas forças tanto espirituais como física e emocionais.

Em nome do Senhor Jesus amém!

MICROINJEÇÃO INTRACITOPLASMÁTICA

DE ESPERMATOZÓIDE - (ICSI)

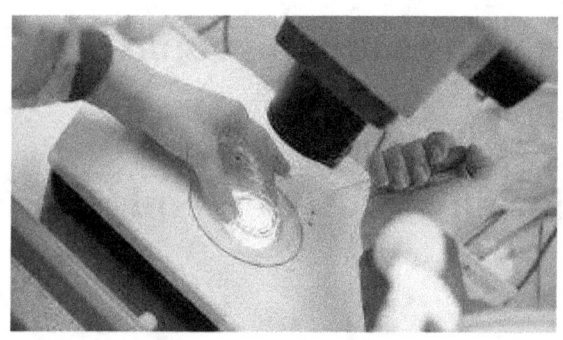

SÉRIES DE EXPLICAÇÕES SIMPLES,

SOBRE OS TRATAMENTOS DE

REPRODUÇÃO HUMANA ASSISTIDA- 3

Dra. Simone de Moraes.

ÍNDICE:

DEDICATÓRIA

Dedico este livreto aos meus filhos,
Davi Filipe
de Moraes Monteiro e
Michelle de Moraes
Monteiro, que são as melhores
maravilhas,
que tenho nesta terra.
Por isto, por saber o quanto ser
mãe é
maravilhoso e difícil, ajudo outros
entrarem

neste ciclo da vida.

INTRODUÇÃO

Na reprodução humana assistida,

tem vários tratamentos de fertilidade.

Com isso, tem muitos utentes em

dúvida de como é a diferença da

F.I.V. (Fertilização In vitro) da I.C.S.I
(microinjecção intracitoplasmática de
espermatozoide).

Devido a isto, iniciamos este projeto

de explicações simples, para que

todos compreendessem as diferenças

dos tratamentos de R.H.A.
Neste livreto estaremos focando na

I.C.S.I   direcionando os
utentes que tem sim várias
diferenças e
indicações, que levam usar somente
está técnica no laboratório
de embriologia.

A microinjeção intracitoplasmática de espermatozoides (ICSI, pelas

suas siglas em inglês) recomenda-se nos casos de infertilidade masculina, possibilitando assim a fecundação.

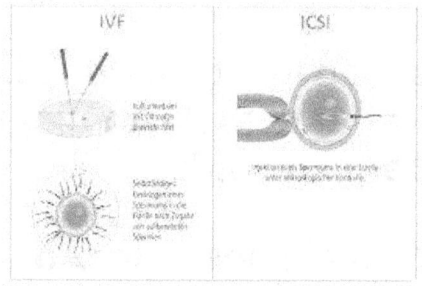

Este procedimento consiste na

extração de um espermatozoide a partir

de uma amostra de sémen ou através uma
biópsia testicular para selecionar os
espermatozoides mais adequados.

A injeção intracitoplasmática (ICSI)

é uma técnica de procriação

medicamente assistida, incluída no

tratamento de Fertilização in Vitro (FIV),

que permitiu alcançar com êxito a

gravidez em casais diagnosticados

com um fator masculino severo.

O homem tem de fornecer uma

amostra de sémen, ou faz-se-lhe

uma biópsia testicular,

se necessário, para extrair

e selecionar os melhores

espermatozoides

que serão utilizados para a fertilização

dos óvulos.

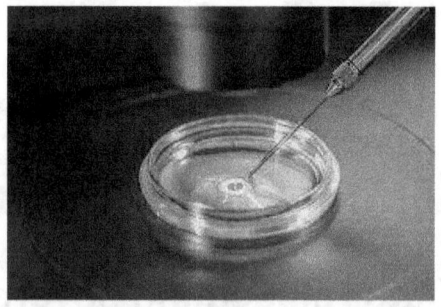

Em que casos é indicado ICSI?

- **Homens com baixo número de espermatozoides, problemas de mobilidade ou má morfologia**

dos mesmos.

- **Homens que tenham feito uma**

vasectomia.

- **Doença infeciosa ou infertilidade**

de causa imunitária

- **Dificuldade em conseguir uma**

ejaculação em condições normais,

como ocorre na ejaculação

retrógrada (problemas neurológicos, diabetes, etc.).

- Casos de amostras criopreservadas

de homens submetidos a vasectomia

ou a tratamento de radio ou

quimioterapia.

As amostras são muito valiosas

porque têm uma quantidade

limitada e a ICSI permite otimizar

a sua utilização.

- Outros fatores: fracasso repetido

após vários ciclos de FIV e IA,

baixo número de ovócitos após a

punção ou quando for necessário
identificar embriões em caso de
Diagnóstico Pré-implantação (DPI).

Resultados Aumentados de ICSI.

A injeção Intracitoplasmática permite a
união direta dos gâmetas: ovócito e do
espermatozoide (apenas um especial),
facilitando a fertilização.

Um espermatozoide com baixa mobilidade
ou má morfologia teria maior dificuldade
para consegui-lo de forma natural
ou
através da técnica de FIV clássica,
daí recorrer-se a esta técnica para
aumentar a probabilidade de fecundação.

Procedimento da ICSI

1.Estimulação ovárica

A estimulação ovárica na FIV consiste

na administração de injeções diárias que conseguirão que os ovários, em vez de produzirem um único ovócito (que é o

que fazem espontaneamente todos

os meses), produzem mais óvulos

para poder chegar a obter um maior

número de embriões. O tratamento

realiza-se nas clínicas de Reprodução

Humana Assistida, demora

entre 10 e 20 dias,

em função do protocolo

utilizado e da velocidade

de resposta de cada

paciente. Durante o mesmo

serão realizadas várias

ecografias(entre 3 ou 4)

e determinar-se-á o "Estradiol"

no sangue para comprovar que o

crescimento e a evolução dos

folículos se encontra dentro

da normalidade.

2- Punção e laboratório.

Quando evidenciamos através de

ecografia que os folículos alcançaram

a dimensão adequada e considerarmos

que se encontra disponível um número adequado de ovócitos, programamos

a punção folicular por volta de 36 horas

depois da administração de uma injeção

de hormona hCG, que induz a

maturação ovárica de forma

idêntica à do ciclo natural.

A punção é realizada em sala de

operações e sob anestesia,

com o objetivo de que a paciente

não sinta nenhum tipo de incómodos

durante o procedimento,

cuja duração é de aproximadamente

15 minutos.

3-Faz **ICSI**

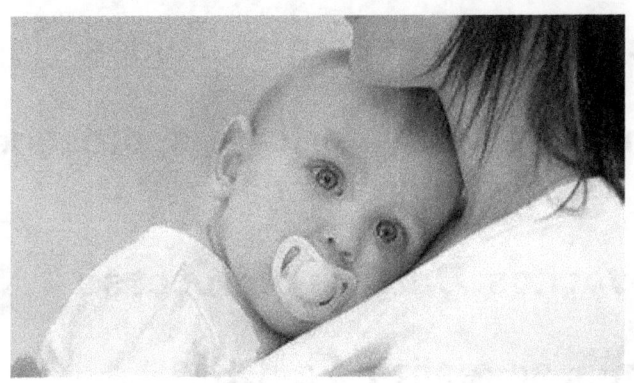

Uma vez que dispúnhamos dos

ovócitos após a realização da

punção folicular e se tenham

selecionado os espermatozoides

de melhor mobilidade e morfologia, proceder-se-á à microinjeção

dos ovócitos. Durante o processo

no qual se realizará a ICSI,

coloca-se o espermatozoide

selecionado dentro de uma

pipeta minúscula e é injetado

diretamente dentro do ovócito.

Deste modo, facilitamos ao máximo

a fertilização e os embriões

obtidos desenvolver-se-ão

durante 3 a 5 dias

no Laboratório, antes de serem

transferidos novamente para

o útero materno.

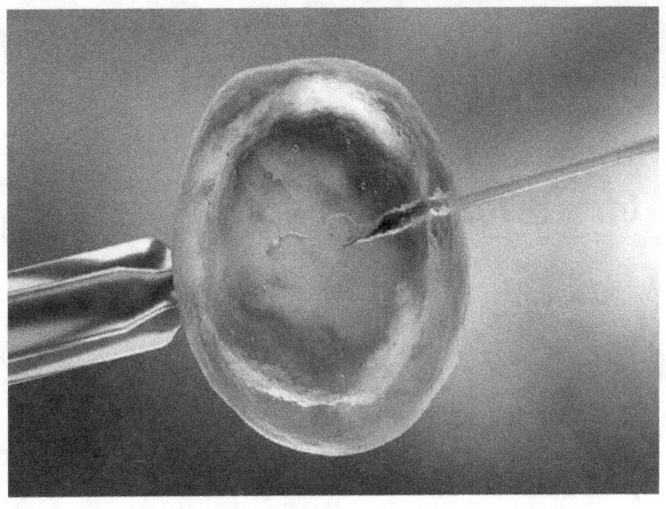

4-Cultivo embrionário- Incubadora

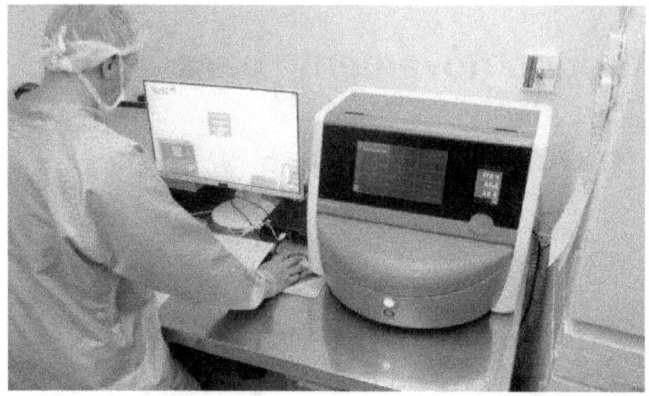

Os embriões resultantes
após a fertilização dos ovócitos

são observados no laboratório dia

após dia, e são classificados de

acordo com a sua morfologia e

capacidade de divisão.

Alguns embriões podem chegar

a bloquear o seu desenvolvimento,

e serão excluídos por serem

considerados inviáveis.

Os que obtiverem melhor classificação

serão posteriormente transferidos

para o útero materno ou vitrificados.

5- Transferência do embrião.

A transferência consiste na

introdução do melhor embrião,

ou mais do que um, se assim

for definido pelo médico e casal,

no interior do útero materno,

com a ajuda de uma cânula

especialmente concebida para o efeito.

O procedimento é realizado no

bloco operatório, apesar de

neste caso não ser necessário

administrar uma anestesia,

já que é um processo rápido

e indolor.

Uma vez realizada a transferência

embrionária, realizamos a vitrificação

dos restantes embriões de boa qualidade,

com o objetivo de poderem ser

transferidos num ciclo posterior,

sem necessidade de estimulação

ovárica.

6-Vitrificação dos restantes embriões

Uma vez realizada a transferência embrionária, realizamos a vitrificação dos restantes embriões de boa qualidade, com o objetivo de poderem ser transferidos num ciclo posterior, sem necessidade de estimulação ovárica.

Dentro das técnicas na FIV clássica, os espermatozoides são colocados em contato com os óvulos e a fecundação ocorre naturalmente no laboratório. Já na ICSI, é feita a injeção de um espermatozoide dentro do óvulo para que haja a fecundação.

Vale destacar ainda que essa técnica de ICSI também é utilizada quando os óvulos foram_criopreservados (congelados), pois a penetração do espermatozoide, nesse caso com a FIV clássica, fica prejudicada, então utilizamos a ICSI. Outra indicação

é nos casos em que se decide

realizar a biópsia embrionária

para estudo genético do embrião.

Do ponto de vista da preparação

tanto para a FIV clássica quanto para

a ICSI, o processo é igual, pois

exige acompanhamento médico

especializado, utilização de

medicamentos para

estimulação ovariana e um

laboratório completo de

reprodução assistida.

A única diferença é a forma

como o espermatozoide e o óvulo se

encontram. Ou seja, na FIV é

de forma natural e na ICSI é injetado.

A confirmação do número de óvulos
fertilizados é feita no dia seguinte,

e a partir de então tem início o
desenvolvimento do embrião

no laboratório.

A transferência dos embriões para o útero da mulher pode ser realizada alguns dias após a coleta dos óvulos, ou em um ciclo menstrual posterior, que atualmente é a mais utilizada. Após cerca de 10 a 12 dias da transferência embrionária, realiza-se a dosagem de beta-hCG na mulher para confirmar a gravidez.

O número de embriões transferidos, assim como na FIV, depende da qualidade dos embriões formados, da idade da mulher e do desejo do casal. Se houver excesso de embriões, o casal pode optar

por criopreservar para uma

gestação futura.

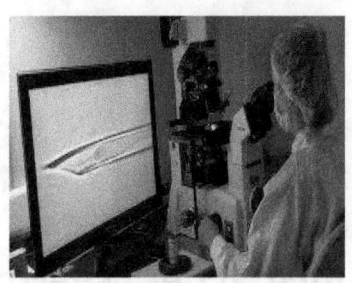

SUPER ICSI -
PRINCIPAIS
CASOS DE INDICAÇÃO
DO PROCEDIMENTO.

A Super-ICSI ou IMSI é uma técnica parecida com a ICSI convencional, porém possibilita uma visualização mais precisa do espermatozoide. Por meio de um sistema de alta resolução óptica acoplado ao microscópio, esta técnica diferencia-se pelo princípio da

seleção do espermatozoide
para injetar no ovócito (óvulo)
em um aumento superior
a **6.300 vezes**.

Por outro lado, a ICSI oferece
um aumento de 400 vezes,
impossibilitando
observar os vacúolos
e outras más-formações espermáticas.

Entenda mais sobre a técnica Super ICSI:

Com aumento do Super-ICSI, é

permitido a visualização dos vacúolos

presentes, principalmente a cabeça

do espermatozoide e uma melhor

avaliação da morfologia

espermática (cabeça, peça intermediária

e cauda).

Estes vacúolos são prejudiciais por causar lesões na cromatina espermática, má função mitocondrial e maiores taxas de aneuploidias, interferindo assim na integridade do embrião já formado e acarretando em menores taxas de

gestação, maiores taxas de abortos e transmissão de alterações genéticas ao embrião.

Estudos científicos desde 2003 mostram que os resultados de gravidez com essa nova técnica são em torno de 50%, um aumento significativo, comparado à 30-45%

da ICSI convencional.

Embora a técnica não permita visualizar

os danos de DNA do espermatozoide,

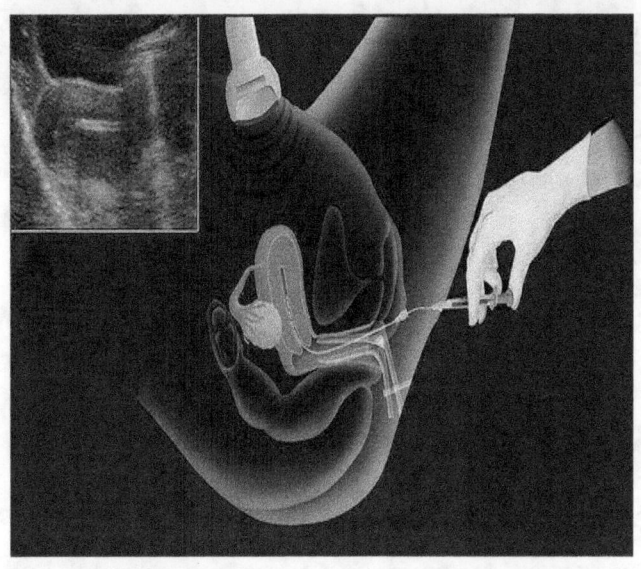

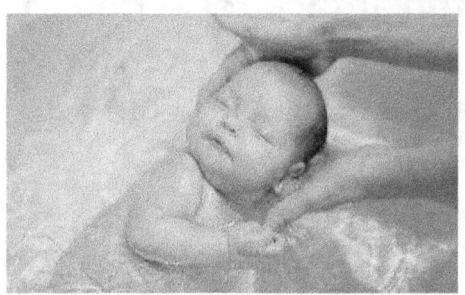

as anormalidades genéticas do espermatozoide estão diretamente relacionadas à

sua morfologia. Deste modo, quando

o espermatozoide selecionado

apresenta morfologia normal, a

chance deste ser capaz de fertilizar

um óvulo maduro, de boa qualidade morfológica e formar um embrião

saudável é maior.

Principais casos de indicação

do procedimento do Super ICSI:

- Fator masculino grave;
- falhas de implantação embrionária;
- baixa qualidade embrionária e
- aumento na porcentagem de fragmentação
do DNA espermático.

Agradeço por sua presença por

aqui, é sinal que está

querendo se educar

sobre este tema de ICSI e Super ICSI.

Até à próxima, se Deus quiser.

FIM

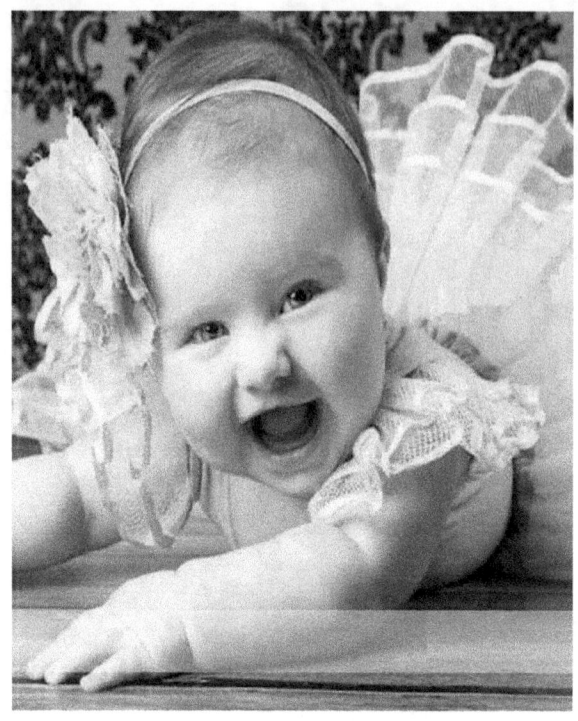

SÉRIES DE EXPLICAÇÕES SIMPLES,
SOBRE OS TRATAMENTOS DE REPRODUÇÃO HUMANA ASSISTIDA.

ÍNDICE.--

INSEMINAÇÃO ARTIFICIAL (I.A)

Sou embriologista, tenho observado, o

quanto é difícil para os pacientes (utentes) chegarem na clínica de reprodução humana assistida e saber os detalhes de cada tratamento, de reprodução humana assistida (RHA).

Dentro da Clínica temos alguns tratamentos, entre elas são:

- Inseminação Artificial.
- Coito Programado.
- Fertilização in vitro.
- ICSI.
- Vitrificação de óvulos ou embriões, que consistem em congelar os

óvulos ou embriões.

- Doação de óvulos e doação de espermatozoides.

Entre outros.

OBS: Neste livreto, estarei escrevendo e explicando apenas I.A. (Inseminação Artificial), e os outros nas outras séries adiante.

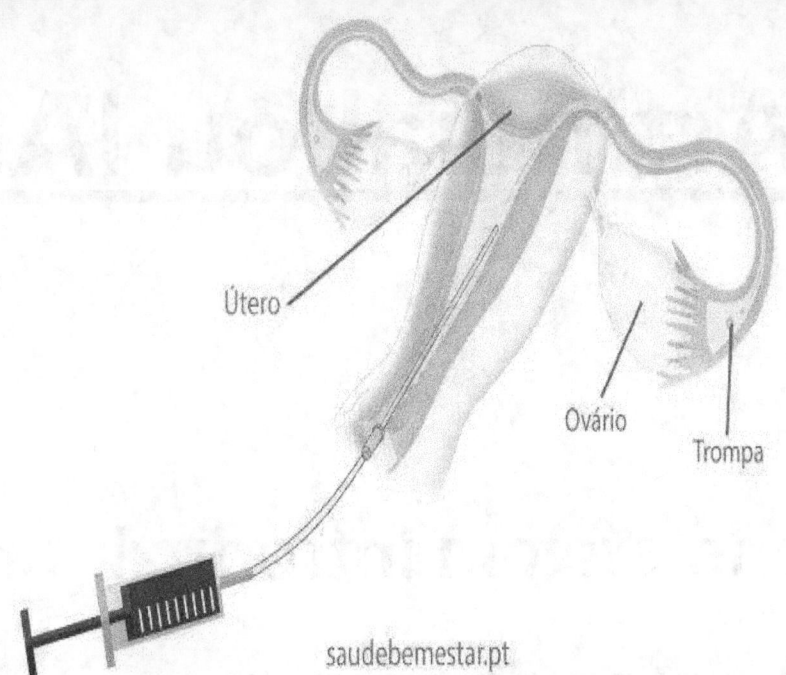

Útero

Ovário

Trompa

saudebemestar.pt

Inseminação

Artificial ou IA.

Consiste em introduzir uma amostra de sémen, seja do parceiro ou de um dador, no útero da mulher.

Com este procedimento a probabilidade de gravidez é maior do que através de uma relação sexual, por vários

motivos:

- O sémen é processada em laboratório: para selecionar unicamente os espermatozoides móveis capazes de fecundar o óvulo;
- Existe um processo de estimulação ovárica, que procura o desenvolvimento de vários folículos usando um regime de estimulação com gonadotrofinas; desta forma, controla-se o crescimento e amadurecimento dos folículos, o que aumenta a

probabilidade de gravidez;

- O sémen é introduzido no útero aproximadamente no momento em que o ovário, liberta um dos óvulos para ser fecundado;

- o procedimento é programado para que ocorra no momento ideal de crescimento e maturação dos óvulos.

Ou seja, o objetivo da inseminação artificial (IA) é respeitar ao máximo o ambiente natural dos gâmetas, propiciando assim a fecundação.

Esta técnica consiste na colocação de uma amostra de sémen, previamente preparada em laboratório, no interior do útero da mulher com a finalidade de aumentar o potencial dos espermatozoides e as possibilidades de fecundação do óvulo.

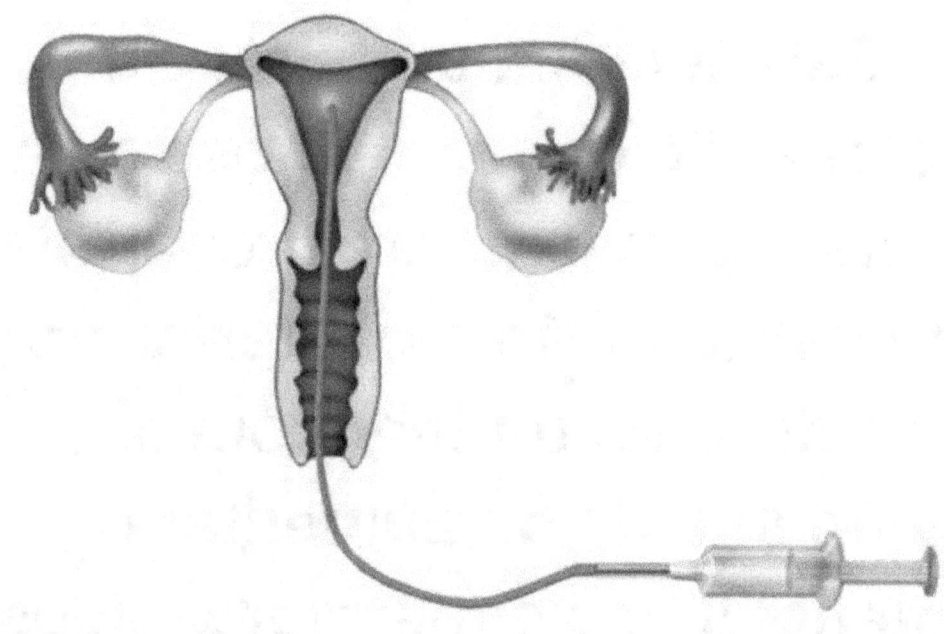

Primeiro passo (1)

Estimulação ovárica com início do tratamento -
é definido pelo ciclo menstrual da mulher -
começa a estimulação ovárica que tem uma duração de 10 a 12 dias.
Esta estimulação aumenta a possibilidade de sucesso, já que a mulher de forma natural, apenas produz um óvulo em

cada ciclo menstrual, enquanto
que estimulando teremos uma
produção de 1 a 2 óvulos.

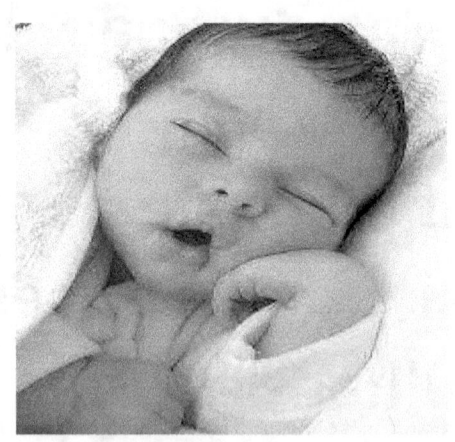

Segundo passo (2)

Preparação e controlo folicular
O médico especialista faz um
seguimento exaustivo da
estimulação   mediante
ecografias (3 ou 4) e análises de
sangue.
Assim que os folículos
alcancem o número e tamanho
adequados, dentro do ovário,
deve-se administrar uma dose
da hormona hCG para induzir a
ovulação e, 36 horas depois,

programa-se a inseminação artificial.

Terceiro passo (3)

Preparação da amostra de sémen

No dia da inseminação artificial, no laboratório de andrologia, é preparada amostra de esperma para melhorar a sua qualidade e assim aumentar a probabilidade de fecundação.
Se utilizar o sémen do parceiro, o homem deve entregar amostra de sémen, no laboratório 2:00 hs antes do tratamento.

Preparação permite aos nossos andrologistas selecionar e concentrar os espermatozóides de maior mobilidade e agilidade, descartando os mortos, imóveis, ou que se movam lentamente.

Quarto passo (4)

Inseminação artificial: realiza-se em consulta sem sedação e sem necessidade de passar por uma sala de operações.

Depois disse colocar o espéculo, introduz-se a amostra do sémen através de uma cânula até ao interior do útero.

Após este processo, e depois de descansar por uns minutos, os especialistas informam com a melhor altura para se realizar o teste de gravidez através de análise sanguínea, que deverá ser de 14 a 15 dias depois da

inseminação.
Os especialistas recomendam fazer a vida normal durante esse tempo de espera, evitando apenas as atividades de alta intensidade.

Quinto passo (5)

Segmentos gestacional

Se for positivo, 20 dias depois

realiza-se uma ecografia de controle, que confirmará o "saco embrionário", uma vez obtida alta pode continuar o segmento de gravidez com seu ginecologista habitual.

INDICAÇÃO DA I.A.

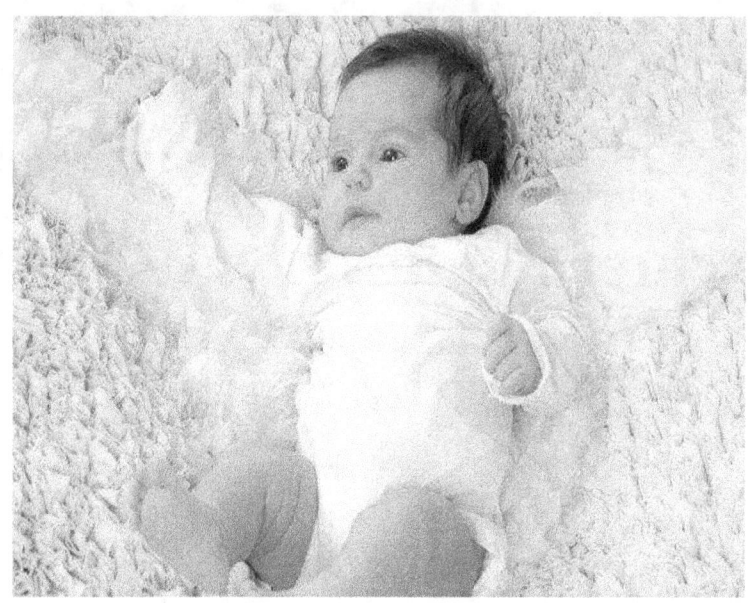

Inseminação Artificial só é indicada em casos em que pelo menos uma tuba uterina funciona normalmente, e que um número mínimo de espermatozoides tenha forma e mobilidade normais.

Esses critérios geralmente incluem casais nas seguintes situações:

- espermograma com alterações leves;
- esterilidade sem causa aparente;
- casais homoafetivos femininos;
- uso de sêmen doado.

Referência:

Google

CAUSA DE INFERTILIDADE NA MULHER.

SÍNDROME DOS

OVÁRIOS

POLICÍSTICOS.

SÉRIES DE EXPLICAÇÕES SIMPLES, SOBRE OS TRATAMENTOS DE REPRODUÇÃO HUMANA ASSISTIDA.

DRA. SIMONE MORAES.

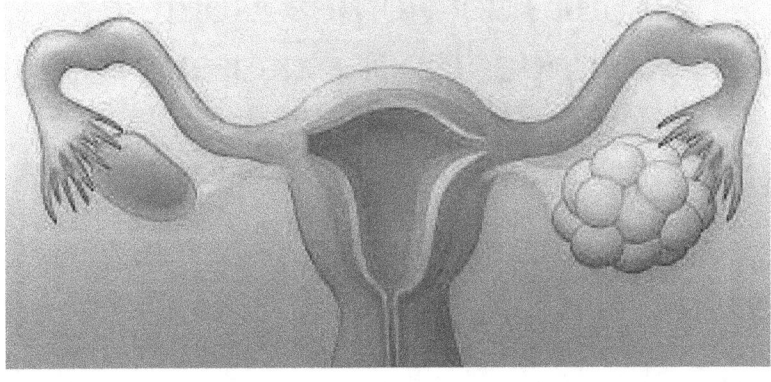

Dedicatória

Dedico este livreto
explicativo   sobre
Síndrome dos Ovários Policísticos,
para   meus
lindos filhos Davi Filipe de
Moraes Monteiro e
Michelle de Moraes Monteiro.
Obrigada por existirem!

ÍNDICE.

<u>INTRODUÇÃO</u>.

Os ovários são dois órgãos localizados um de cada lado do útero, responsáveis pela produção dos hormônios sexuais femininos. A síndrome dos ovários policísticos é um distúrbio hormonal muito comum, caracterizado pela presença de cistos – pequenas bolsas que contêm material líquido ou semi sólido – que pode causar problemas simples, como irregularidade menstrual e acne, até outros mais graves, como obesidade e infertilidade.

A diferença entre cisto no ovário e ovário policístico está no tamanho e na quantidade de cistos.

O desenvolvimento folicular normal
não se dá ou dá-se raramente,
parando nos estádios iniciais
de desenvolvimento.

Estes folículos são os
"quistos ou cistos " que dão
origem à denominação.

As alterações hormonais são causa
e simultaneamente efeito do
desenvolvimento folicular
desregulado.

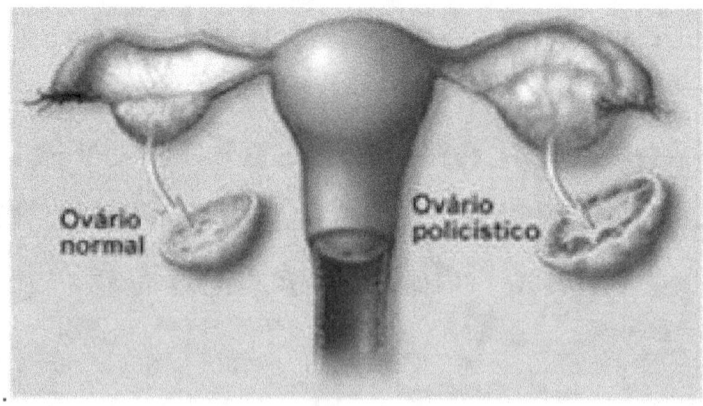

Ovário normal

Ovário policístico

A síndrome do ovário poliquístico tem cura?

Na maioria das situações de SOP, o prognóstico é bom. Dependendo da situação, uma avaliação com o seu médico pode determinar o diagnóstico correto e delinear um plano de tratamento, que depende do caso, nomeadamente se pretende engravidar.

Em vários casos, a síndrome pode ser curada.

Causas de SOP:

Ainda não se conhece a causa
específica da síndrome
do ovário policístico, mas sabe-se
que metade das mulheres com essa
síndrome têm problemas hormonais,
como excesso de produção de insulina
pelo pâncreas e o restante apresenta
problemas nas glândulas hipotálamo,
hipófise e adrenal, produzindo maior
quantidade de hormônios "masculinos".
Por isto a quantidade de pêlos e
obesidade, são a maioria
destas mulheres. Ocorre principalmente
em mulheres com idade
entre 30 e 40 anos.

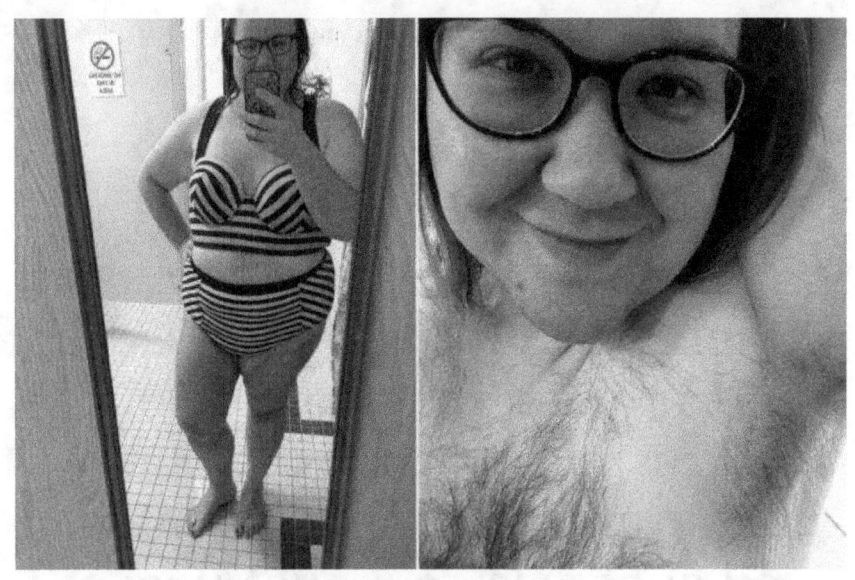

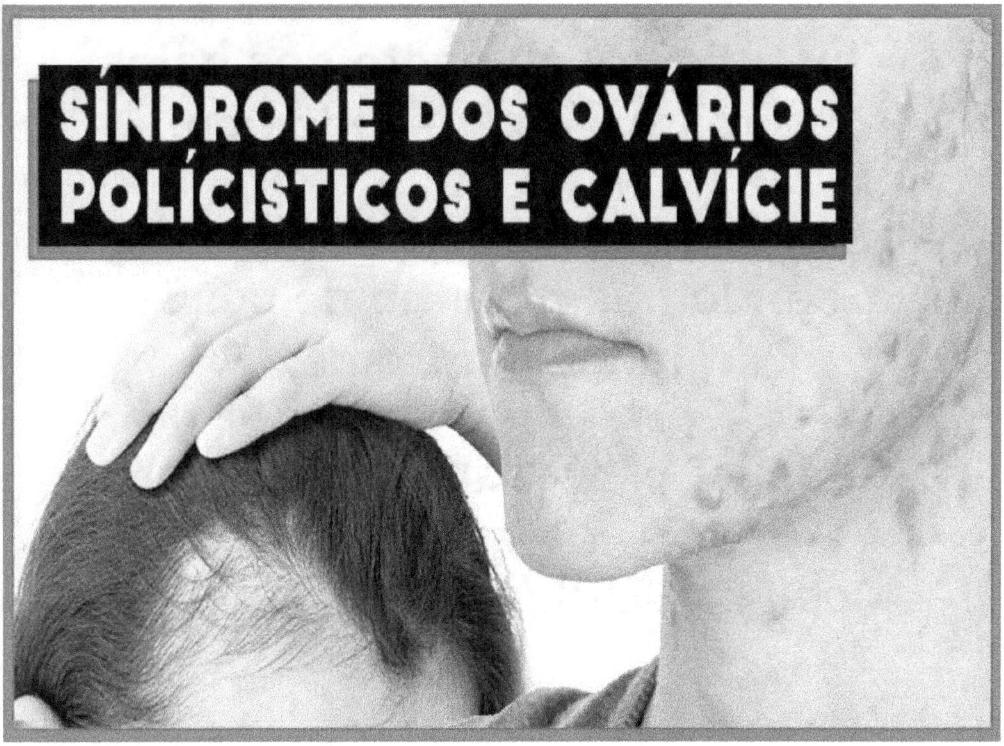

SÍNDROME DOS OVÁRIOS POLÍCISTICOS E CALVÍCIE

Sintomas da SOP:

– alterações menstruais: em geral, as menstruações são espaçadas, a mulher menstrua apenas poucas vezes por ano, mas também pode haver menstruação intensa ou ausência de menstruação;

– hirsutismo: aumento dos pelos no rosto, seios e abdômen;

– obesidade: tendência à obesidade, sendo que o ganho de peso piora a síndrome;

– acne: provocado pela maior produção de material oleoso pelas glândulas sebáceas;

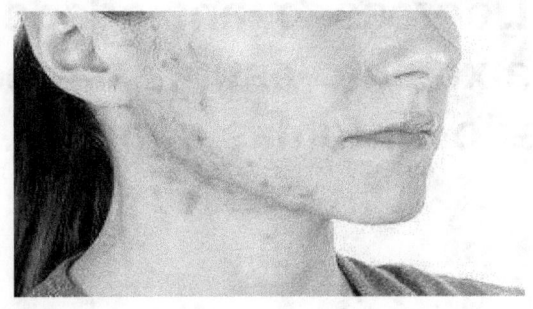

– "infertilidade";

– também pode haver queda de cabelo e depressão.

- diminuição da fertilidade;
- abortos recorrentes;
- fadiga;
- dificuldade em emagrecer;
- alterações de humor;
- dor abdominal;
- dores nas articulações;
- tontura.

- **A longo prazo, há um aumento de sete vezes no risco de problemas cardiovasculares e diabetes. Depressão, ansiedade e baixa auto-estima também são sintomas comuns.**

Taxa de gravidez mensal natural x Idade da mulher

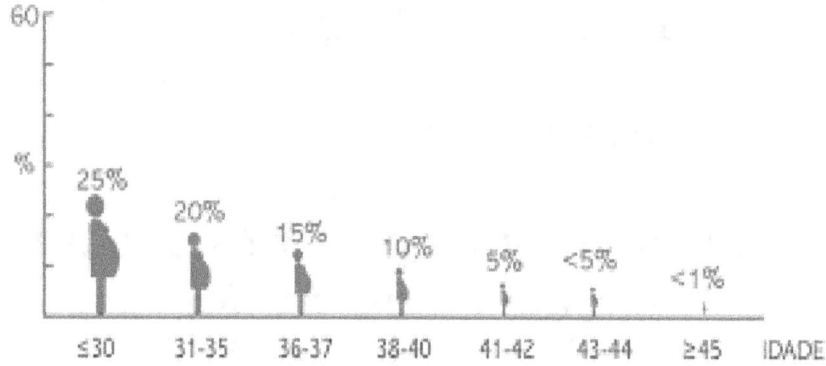

Diagnóstico da SOP:

O diagnóstico da doença é feito pelo exame de ultrassom transvaginal, exames de sangue para dosagem de hormônios:

- Níveis de estrogênio;
- Folículo estimulante (FSH);
- Luteinizante (LH);
- Testosterona;
- Tireoide;
- Prolactina.

e pela avaliação dos sintomas que a paciente apresenta.

<u>Tratamento:</u>

Como se trata de uma doença crônica, o tratamento da síndrome objetiva a melhora dos sintomas.

Mulheres de 15 ou 16 anos, obesas, com pelos no rosto e no corpo e acne precisam emagrecer.
Às vezes, só a perda de peso ajuda a reverter o quadro.
Se não forem obesas, a atenção se volta para o controle da produção de hormônios masculinos, o que se consegue por meio de medicamentos que atuam, também, na regulação da menstruação, na redução da produção de sebo pelas glândulas sebáceas e na diminuição do crescimento de pelos.

TRATAMENTO

○ Hiperinsulinemia

- Aumenta a % de síndrome de hiperestimulação ovariana
- Controle com perda de peso por regime alimentar e condicionamento físico adequados
- Prescrição de drogas como tratamento adjuvante ou neoadjuvante – Metformina 500mg/dia, 3x ao dia, por 35 dias

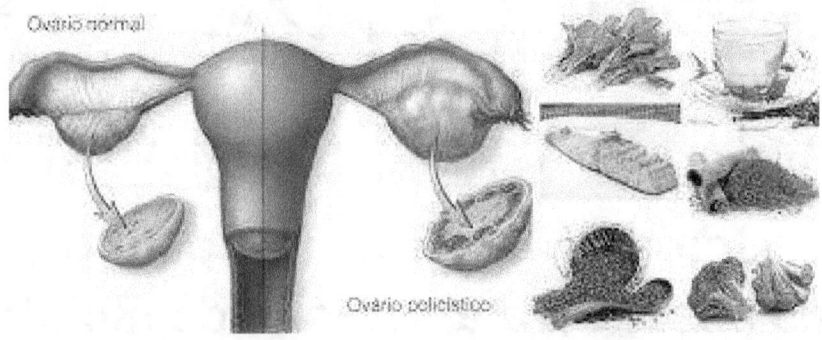

Ovário normal

Ovário policístico

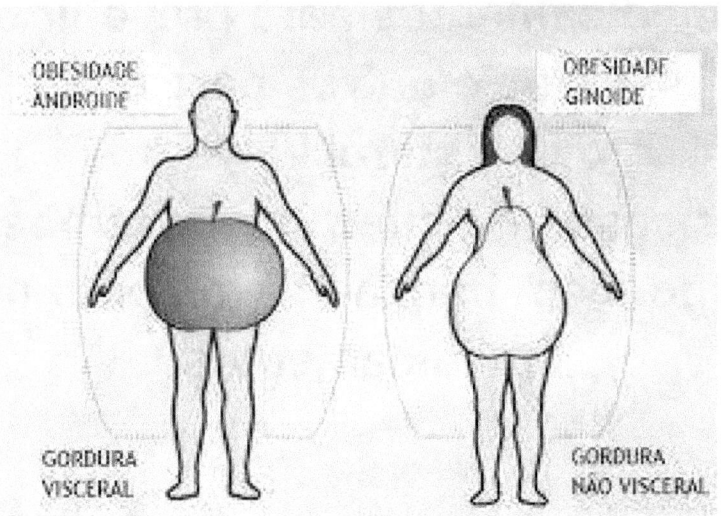

OBESIDADE ANDROIDE

OBESIDADE GINOIDE

GORDURA VISCERAL

GORDURA NÃO VISCERAL

Obesidade no Síndrome do Ovário Policístico

Amplifica e agrava os resultados metabólicos e reprodutivos	Aumenta a resistência à insulina e hiperinsulinemia compensatória

- Aumenta os adipócitos (células de gordura)
- Diminui a utilização das reservas de gordura para a obtenção de energia
- Aumenta a produção de androgénios nos ovários e agrava o hiperandrogenismo
- Aumenta as adipocinas inflamatórias que aumentam a resistência à insulina

Como há tendência ao ganho de peso, o tratamento pode incluir medicamentos para prevenir o diabetes e outros para evitar o colesterol elevado. Os casos de infertilidade também respondem bem ao tratamento com medicamentos

<u>REFORÇANDO</u> : <u>Medidas gerais</u>

Cerca de 40%-50% das mulheres
com SOP são obesas
(possuem excesso de peso).

Fazer uma dieta adequada
(alimentação saudável) e praticar
exercício físico de forma
regular podem melhorar muito,
e até resolver, algumas das
consequências da síndrome,
como a subfertilidade.

A perda de peso pode levar,
só por si ou associada a medicação,
a um reinício de ciclos ovulatórios
(menstruações regulares).

Por este motivo, e se uma gravidez
não for desejada, está indicado um
aconselhamento com o médico acerca

de contracepção eficaz
(como tomar a pílula),
pois a fertilidade pode aumentar.

A perda de peso pode ser
considerada uma medida desejável
por vários motivos, pelo que
deve ser procurada, mesmo que
não resolva completamente as queixas.

Entre 5 a 10% de perda de peso
traz, muitas vezes, mudanças
significativas no perfil hormonal.

Recomendações:

– consulte regularmente seu

ginecologista. Não deixe de

fazer os exames ginecológicos
e outros que ele possa indicar;

– não se descuide. Mulheres
com ovário policístico correm
maior risco de desenvolver
problemas cardiovasculares
na menopausa;

– caso desejem, mulheres
com ovários policísticos podem
realizar procedimentos estéticos
para remoção de pelos,
como eletrólise, laser entre outros;

– controle seu peso, principalmente com dietas de baixo teor de carboidratos. A obesidade agrava os sintomas da síndrome do ovário policístico, além de por si só causar uma série de complicações;

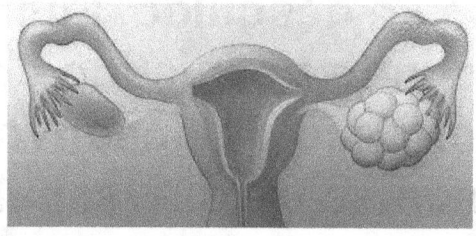

– atividade física por pelo menos 30 minutos, cinco dias por semana, é essencial, tanto para manutenção do peso ideal como para prevenir problemas cardiovasculares.

Quem tem SOP pode engravidar?

O seu médico de família ou ginecologista poderão diagnosticar a doença e verificar, consigo, se existe indicação para algum tipo de tratamento.

Para engravidar, deve esclarecer esta situação de forma rápida, e aí pode também procurar um especialista em infertilidade, que a poderá ajudar a delinear o estudo e tratamento.

Pode, no entanto, engravidar
naturalmente.
A probabilidade de gravidez natural
aumenta com a perda de peso,
que também torna mais fácil
o tratamento.

Quando é necessária medicação
para ovular, a probabilidade de
gémeos aumenta, ou mesmo
trigémeos, e é esta uma razão
para nunca o fazer sem controlo
de alguém com experiência
nestes tratamentos.

A gravidez gemelar está sujeita
a muito mais complicações
do que uma unifetal (única),
pelo que se considera uma
complicação do tratamento.

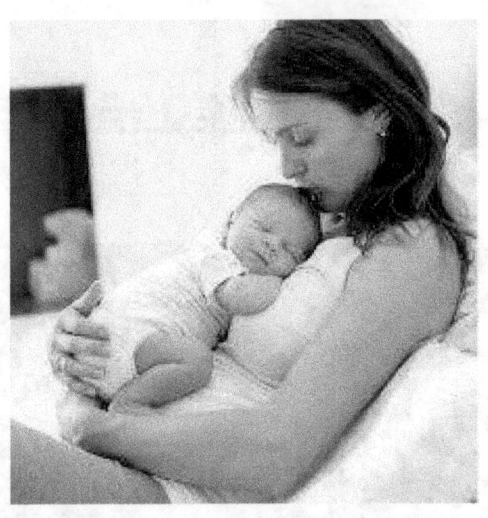

SOP

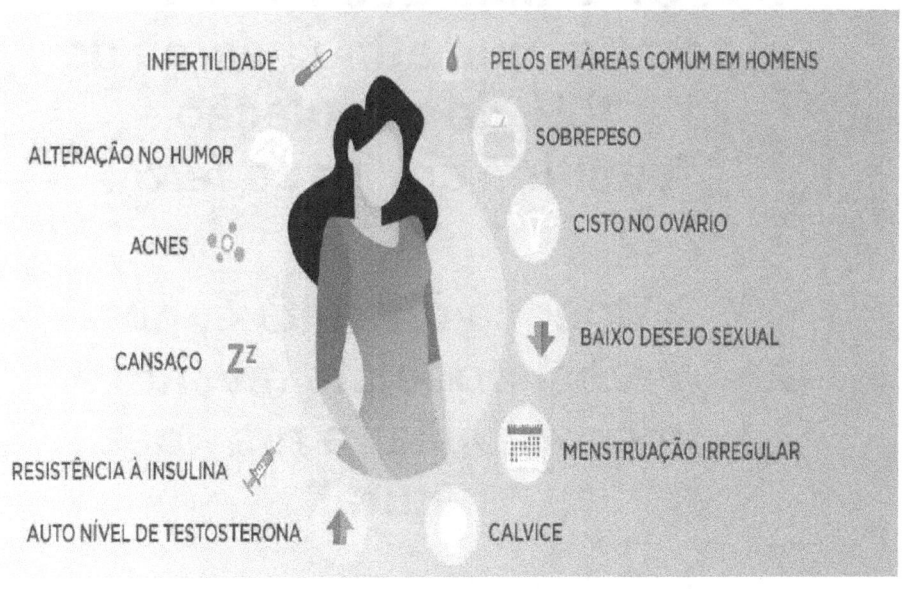

INFERTILIDADE

PELOS EM ÁREAS COMUM EM HOMENS

ALTERAÇÃO NO HUMOR

SOBREPESO

ACNES

CISTO NO OVÁRIO

CANSAÇO Zᶻ

BAIXO DESEJO SEXUAL

RESISTÊNCIA À INSULINA

MENSTRUAÇÃO IRREGULAR

AUTO NÍVEL DE TESTOSTERONA

CALVICE

Considerações finais

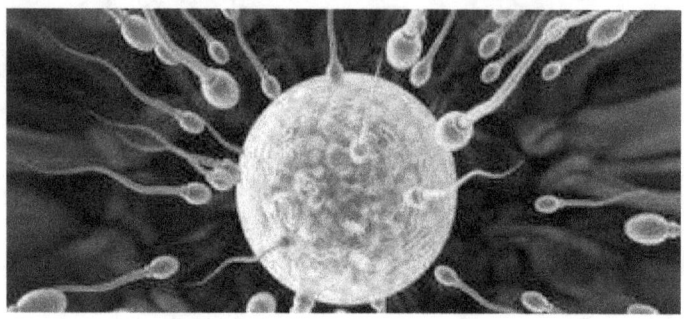

A SOP é uma doença bastante comum que atinge cerca de 10% da população feminina em idade fértil.

A doença dificulta e, por vezes, pode até mesmo impossibilitar a gravidez natural.

Além disso, vimos que apesar
de possuírem
características semelhantes
à presença de cistos no ovário,
não indica, necessariamente,
a Síndrome de Ovários
Policísticos.

Para distinguir entre as
duas, é necessária
a realização de alguns
exames clínicos e ginecológicos
específicos, que devem
ser solicitados
pelo seu ginecologista.

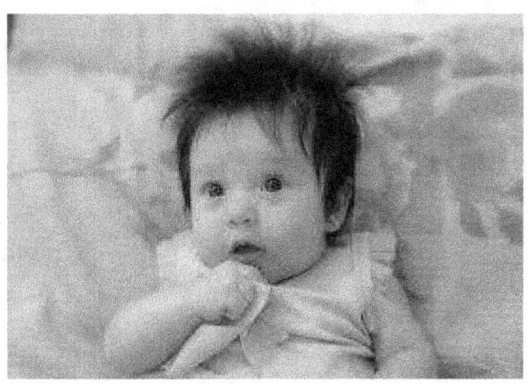

<u>Quando devo procurar um médico-</u>

<u>Conclusão:</u>

A síndrome do ovário policístico pode acarretar o risco de algumas doenças mais graves, como problemas cardiovasculares, diabetes, colesterol alto, ansiedade, depressão, câncer no endométrio, dentre outros.

Por isso, deve ser acompanhada de perto desde o início por especialistas.

Ao apresentar algum dos sintomas que explicamos acima, o ideal é procurar um ginecologista para que possam ser realizados exames e detectar a causa.

É comum mulheres que têm a síndrome se preocuparem quanto à gravidez, mas quando o tratamento é realizado de maneira correta, as chances de atrapalhar a fecundação são mínimas.

Após a menopausa, os sintomas da síndrome tendem a piorar. Isso acontece porque após esse período a produção hormonal diminui, causa maior enfraquecimento e queda de cabelo, aumento de pelos corporais no rosto e corpo e, até mesmo, aparecimento de acne.

Por isso, é importante procurar um médico para que possa ser feita uma reposição hormonal e ter esses transtornos controlados.

A síndrome do ovário policístico não pode ser evitada, mas a descoberta precoce pode ajudar a prevenir complicações e doenças mais "graves", como foi explicado.

Caso perceba que o tratamento não está sendo eficiente ou esteja sofrendo com efeitos colaterais, procure um médico imediatamente.

Não deixem para depois o tratamento desta SOP.

Obrigada.

Dra. Simone Moraes

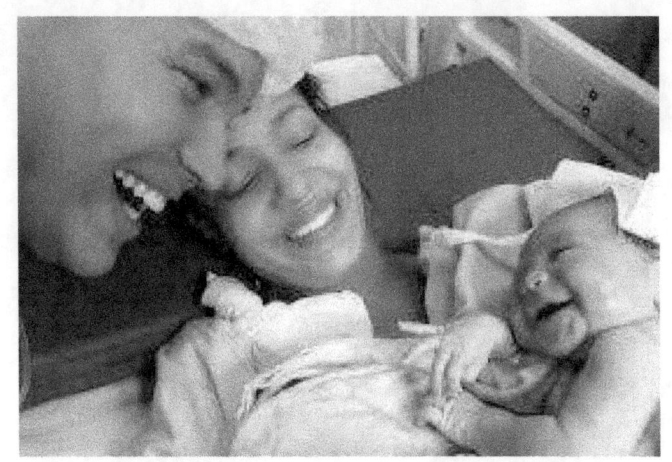

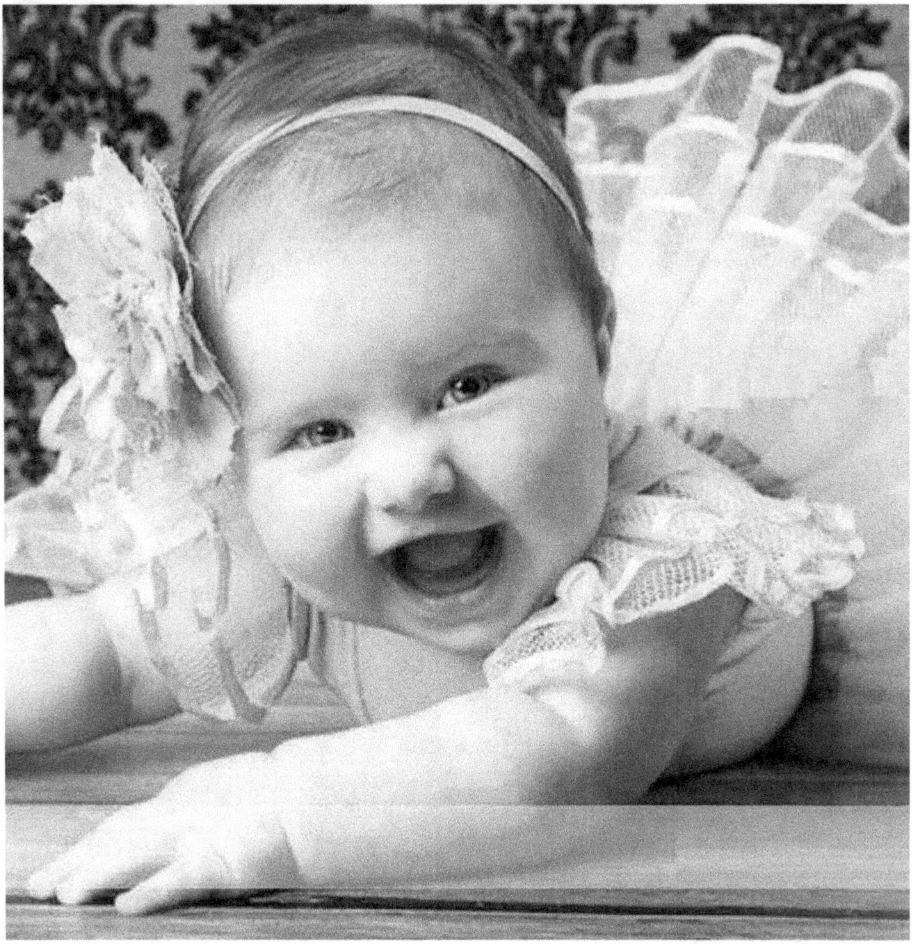

Referências: google, Sociedade Brasileira de Endocrinologia
e Metabologia, Sociedade Brasileira de Patologia.

OUTRAS CAUSAS DE INFERTILIDADE NA MULHER:

Inflamação das trompas
Menopausa precoce
Infecções no aparelho reprodutor
Alterações no útero
Alterações na tireóide
Entre outras.

ALGUNAS MALFORMACIONES MULLERIANAS EN EL ÚTERO

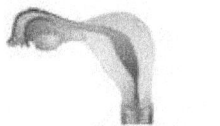
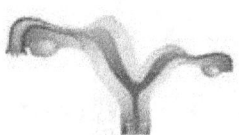
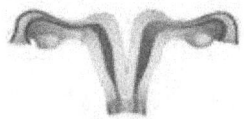

2A. Útero unicorne

2B. Útero unicorne comunicante

3. Útero didelfo con septo vaginal

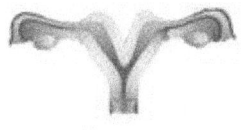
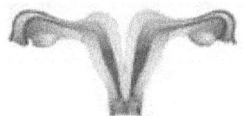
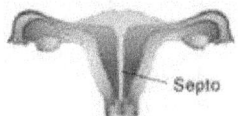

4A. Útero bicorne unicollis

4B. Útero bicorne bicollis

5. Útero septado — Septo

Dra Simone de Moraes.

INTRODUÇÃO.

Além da idade avançada,
as principais causas
de infertilidade
na mulher estão ligadas
principalmente a defeitos na
estrutura do útero ou dos
ovários, como útero septado
ou endometriose, e a alterações
hormonais, como excesso de
testosterona no corpo.

O tratamento para engravidar
deve ser orientado pelo
ginecologista e é realizado
de acordo com a causa do
problema, podendo-se utilizar

medicamentos   anti-
inflamatórios, antibióticos,
injeções de hormônios ou
cirurgia, por exemplo.

Como já vimos Síndrome dos
Ovários policísticos e
Endometriose, nos outros
livros da Série, vamos fixar neste
livro nas outras causas
de infertilidades na mulher, como:

4

<u>ÍNDICE</u>

1.Inflamação das trompas:

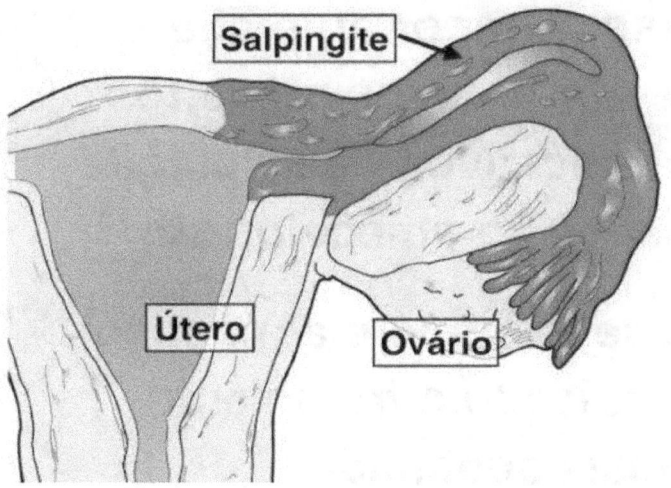

A inflamação das trompas
uterinas, chamada de "Salpingite",
impede a gravidez porque
não permite o encontro do
óvulo com espermatozoide
para formar o embrião.

Ela pode atingir uma ou as
duas trompas, e geralmente
provoca sinais e sintomas
como dor abdominal, dor na
relação sexual, sangramentos, febre.

Por isso, é importante que
assim que surgirem os primeiros
sintomas indicativos de salpingite
a mulher vá ao ginecologista

para que seja feito o diagnóstico
e seja indicado o tratamento
mais adequado.

Os sintomas de salpingite
costumam aparecer após o
período menstrual em mulheres
sexualmente ativas e podem
ser bastante desconfortáveis,
sendo novamente frisando,

os principais:

Dor abdominal;

Alterações da cor ou cheiro do corrimento

vaginal;

Dor durante o contato íntimo;

Sangramentos fora do período menstrual;

Dor ao urinar;

Febre acima de 38º C;

Dor no fundo das costas;

Vontade de urinar frequente;

Náuseas e vômitos.

Em alguns casos os sintomas podem ser persistentes, ou seja, duram muito tempo, ou aparecem com frequência após o período menstrual, sendo esse tipo de salpingite conhecida como crônica.

Salpingite é uma alteração ginecológica em que é verificada inflamação das tubas uterinas, também conhecida como trompas de Falópio, o que na maioria dos casos está relacionado com a infecção por Bactérias transmitidas por via Sexual, como a *Chlamydia trachomatis* e a *Neisseria gonorrhoeae*, além de também poder estar relacionada com a colocação

do DIU ou ser consequência
de cirurgia ginecológica,
por exemplo.

Outra situação que aumenta o
risco de salpingite é a Doença
Inflamatória Pélvica (DIP),
que normalmente acontece
quando a mulher possui infecções
genitais não tratadas, de forma
que a bactéria relacionada
com a infecção pode chegar
às trompas e também
causar salpingite

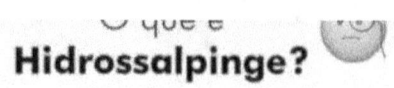

Hidrossalpinge?

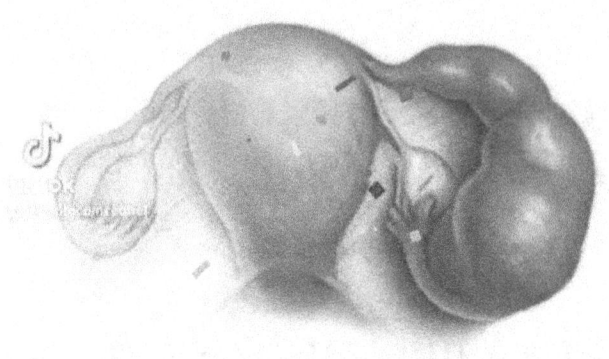

#HIDROSSALPINGE
Hidro-líquido, salpinge- tuba,
ou seja, líquido nas tubas
resultado de inflamação nas
tubas alteradas ou obstruídas

Como é feito o diagnóstico de Salpingite?

O diagnóstico da salpingite
é feito pelo ginecologista através
da avaliação dos sinais e
sintomas apresentados pela

mulher e resultados de
exames laboratoriais como :
Hemograma , PCR e análise
Microbiológica da secreção vaginal,
já que na maioria dos casos
a salpingite está relacionada
com infecções.

Além disso, o ginecologista pode
realizar um exame pélvico, a
"Histerossalpingografia",

que é feito com o objetivo
de visualizar as trompas de
Falópio e, assim,
identificar sinais indicativos
de inflamação.

É importante que o diagnóstico
seja feito o mais breve possível
para que se possa iniciar o
tratamento e evitar complicações,
como esterilidade,

Foto da gravidez ectópica

abaixo.

gravidez ectópica e
infecção generalizada.
Por isso, é importante que as
mulheres realizem os exames
ginecológicos de rotina, mesmo
que não haja sintomas de doenças.

<u>Tratamento da Salpingite:</u>

Normalmente indica o uso de antibióticos por cerca de 7 dias.

Depois pode ser feito através de cirurgia para desobstruir a trompa afetada ou através do uso de medicamentos para estimular a ovulação.

Como disse, o tratamento consiste em interromper a infecção por meio de antibióticos. Em alguns casos graves é necessário tratamento hospitalar e até último caso, cirurgia. Recomenda-se evitar relações sexuais no período da doença.

2 .Menopausa precoce:

A menopausa precoce acontece quando mulheres com menos de 40 anos não conseguem mais produzir óvulos, podendo ser causada por alterações genéticas ou tratamentos de quimioterapia, por exemplo.

Tratamento: geralmente é feito através do uso de remédios com hormônios para estimular a ovulação, além de ser necessário praticar atividade física diariamente e ter uma alimentação rica em fibras, soja, frutas e vegetais.

A menopausa precoce ou prematura é causada pelo envelhecimento dos ovários antes do tempo, ocorrendo a perda de óvulos em mulheres com menos de 45 anos, o que traz problemas de fertilidade e dificuldades para engravidar em mulheres mais jovens.

Em uma fase inicial, o envelhecimento precoce dos ovários pode ser um problema silencioso, que não causa sintomas, pois a mulher pode continuar tendo a menstruação e, sem saber, pode estar caminhando para uma menopausa precoce.

Caso sejam notados sinais e sintomas que sejam indicativos de menopausa, como ciclo menstrual irregular, ondas de calor, suor excessivo e instabilidade emocional, por exemplo, é importante que o ginecologista seja consultado para que sejam realizados testes que permitam avaliar os níveis dos hormônios femininos circulantes no sangue, assim como exames ginecológicos de imagem.

Sintomas de menopausa precoce

Os sintomas de menopausa
precoce podem surgir antes dos
45 anos de idade e são semelhantes
aos da menopausa comum, que
normalmente aparecem após os 50 anos.
Os principais sinais e sintomas
indicativos de menopausa
precoce são:

Ciclos menstruais irregulares,
podendo haver intervalos longos
entre uma menstruação e outra ou
ausência completa de menstruação;
Ondas de calor sem causa aparente;
Suor excessivo, principalmente
durante a noite;
Alterações frequentes de
humor;
Secura vaginal;
Diminuição da libido;
Queda de cabelo;
Dificuldade para dormir
e baixa qualidade do sono.

Este tipo de menopausa
precoce acontece principalmente
mulheres com mãe ou irmãs
que passaram pelo mesmo
problema de menopausa precoce,
mas também pode surgir devido
a outros fatores como fumo,
ligação das trompas, retirada do
útero e dos ovários ou uso de
tratamentos como radioterapia e
quimioterapia, por exemplo,
sendo importante que o
ginecologista seja consultado
para que seja identificada a causa
da menopausa precoce e, assim,
ser iniciado o tratamento
mais adequado.

Apesar dos sintomas de menopausa
precoce serem os mesmos que
o da menopausa comum, é possível
que sejam sentidos com mais
intensidade devido à brusca
interrupção dos hormônios sexuais.

Como é feito o diagnóstico de menopausa precoce.

O diagnóstico da menopausa precoce deve ser realizado pelo ginecologista, e é geralmente feito quando existe ausência de menstruação ou quando esta é irregular. Assim, é normalmente indicada pelo médico a realização de exames de sangue que permitem verificar a quantidade circulante no sangue dos hormônios FSH, estradiol e de prolactina. Além disso, como a ausência de menstruação pode ser sinal de gravidez, pode também ser indicada a realização de teste de gravidez.

O médico pode também indicar a realização de teste genético

e exames de imagem, como ultrassonografia pélvica e transvaginal para avaliar o sistema reprodutivo da mulher.

Principais causas

A menopausa precoce pode acontecer devido a diversas situações que devem ser investigadas pelo médico, sendo as principais:

Alterações genéticas no cromossomo X;

Histórico na família de menopausa precoce;

Doenças autoimunes;

Deficiências enzimáticas, como a Galactosemia, que é uma doença genética caracterizada pela falta da enzima galactose; Quimioterapia e exposição exagerada a radiações, como ocorre na radioterapia, ou a certas toxinas como as do cigarro ou dos pesticidas; Algumas doença infecciosas, como caxumba, infecção por *Shigella* sp. e malária, porém essas causas são mais raras.

Além disso, a retirada dos ovários através de cirurgia em casos de tumor ovariano, doença pélvica inflamatória ou endometriose, por exemplo, também pode provocar a menopausa precoce na mulher, pois não existem mais ovários para produzir estrogênio no corpo.

Tratamento para menopausa precoce

O tratamento para menopausa precoce é normalmente realizado através da reposição hormonal com estrogênios, podendo ser também ser feira reposição de progesterona + estrogênio, que servem não só para aliviar os sintomas causados pela falta de estrogênio no organismo, como também para manter a massa óssea e evitar o surgimento de doenças como a osteoporose.

Além disso, para aliviar os sintomas, o tratamento pode ser complementado pela prática regular de atividade física e alimentação equilibrada, que deve ser composta por alimentos integrais, sementes e produtos de soja na dieta, pois auxiliam na regulação hormonal.

3 .Infecções no aparelho reprodutor:

As infecções no aparelho
reprodutor feminino podem
ser causadas por fungos, vírus
ou bactérias que irritam o útero,
as trompas e os ovários, causando
alterações que impedem o bom
funcionamento desses órgãos
e que, por isso, podem
dificultar a gravidez.

abaixo vírus do HPV-

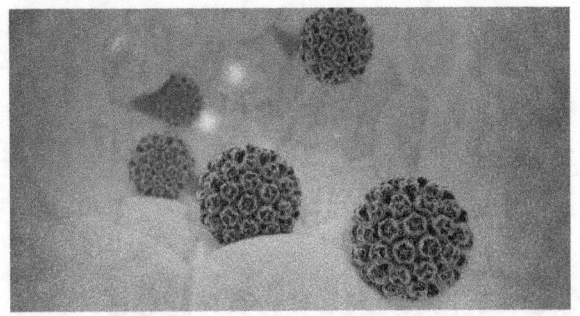

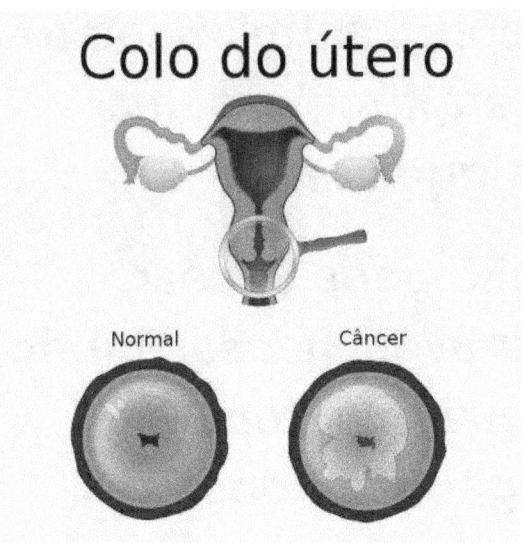

Tratamento das Infecções
no aparelho reprodutor feminino:
estas infecções podem ser

tratadas com medicamentos
para combater o micro-organismo
causador, como antibióticos e
pomadas antifúngicas, mas
em alguns casos

a infecção pode causar
danos mais graves, necessitando
de cirurgia para reparar
o órgão afetado.

4 .Alterações no útero:

Algumas alterações no útero,
principalmente pólipos uterinos
ou útero septado, podem dificultar
o processo de implantação do
embrião no útero e acabar
causando abortos frequentes.

Tratamento de Alterações no útero:
o tratamento destas alterações
é feito através de cirurgia
para corrigir a estrutura do
útero, permitindo que a
mulher engravide naturalmente
após cerca de 8 semanas
da realização da cirurgia.

- pólipos uterinos

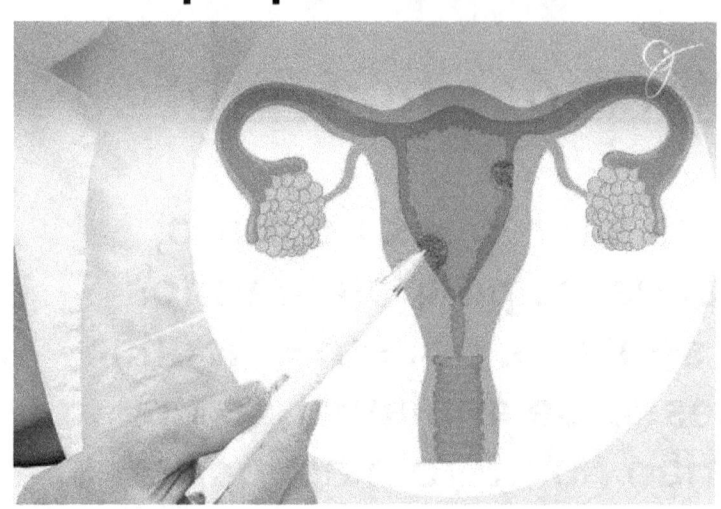

ou

útero septado.

ALGUNAS MALFORMACIONES MULLERIANAS EN EL ÚTERO

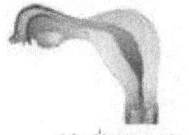

2A. Útero unicorne

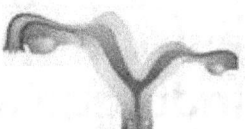

2B. Útero unicorne comunicante

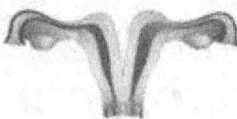

3. Útero didelfo con septo vaginal

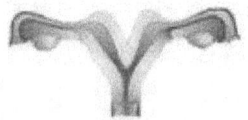

4A. Útero bicorne unicollis

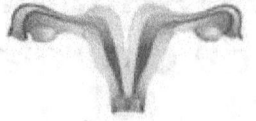

4B. Útero bicorne bicollis

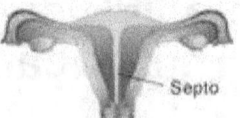

Septo

5. Útero septado

5.Alterações na tireóide:

Alterações na tireoide,
como hipotireoidismo
ou hipertireoidismo, fazem
com que ocorra um desequilíbrio
hormonal no organismo, interferindo
no ciclo menstrual da mulher
e podendo dificultar a gravidez.

Tratamento da Tireóide :

os problemas na tireoide podem
ser facilmente tratados com
medicamentos para regular a
função da tireoide e favorecer
a gravidez

O mau funcionamento
da tireoide pode acontecer
devido a diversos problemas,

e somente a avaliação do
médico poderá diferenciá-las
e confirmá-las, no entanto,
citamos aqui algumas
das mais comuns.

1. **Hipertireoidismo ou Hipotireoidismo**.

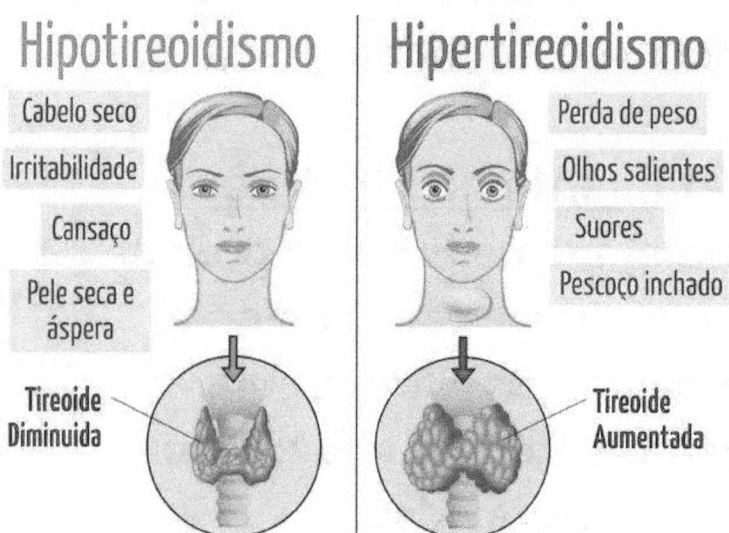

O hipo e o hipertireoidismo são
doenças provocadas por alterações
nos níveis de hormônios secretados

pela tireoide, e podem ter causas
congênitas, auto-imunes,
inflamatórias ou secundárias a
outras doenças ou efeitos
colaterais de tratamentos,
por exemplo.

De uma forma geral, no
hipertireoidismo há um aumento
da produção de hormônios T3 e T4 e
diminuição de TSH,
enquanto que no hipotireoidismo
há uma diminuição do T3 e T4
com elevação do TSH, entretanto,
podem haver variações a
depender da causa.

Sinais e sintomas de Hipertireoidismo

Sinais e sintomas de Hipotireoidismo

Aumento da
frequência cardíaca
ou palpitações

Cansaço,
fraqueza e
indisposição

Nervosismo,
agitação, inquietação

Lentidão física e
mentalmente

Insônia ou
dificuldades para
dormir

Dificuldade de
concentração e
memória fraca

Emagrecimento-

Inchaço corporal,
excesso de peso

Aumento da
sensação de calor,
pele avermelhada,
face rosada

-

Pele seca e
áspera

Instabilidade
emocional

-

Prisão de ventre

Diarreia

-

Intolerância ao
frio

Pele quente e úmida

-Impotência
sexual

Bócio   -

Queda do cabelo

Tremor no corpo   -

Sensação de frio

2. **Tireoidite - Inflamação da tireoide.**

Tireoidite é a inflamação da
tireoide, que pode acontecer
por diversas causas que incluem
infecções virais, como coxsackie
vírus, Adenovírus e os vírus da
Caxumba e do Sarampo,   auto-
imunidade, ou intoxicações   por
certos remédios, como
amiodarona, por exemplo.

A tireoidite pode se manifestar
de forma aguda, subaguda ou crônica,
e os sintomas variam desde
quadros assintomáticos, até mais
intensos que provocam dor
na tireoide, dificuldade para engolir,
febre ou calafrios, por exemplo,
a depender da causa-. tireoidite .

3.<u>Tireoidite de Hashimoto</u>.

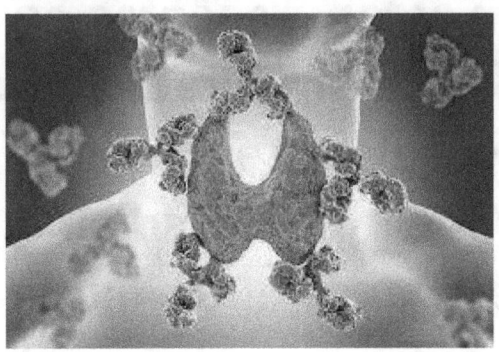

A tireoidite de Hashimoto é uma
forma de tireoidite autoimune
crônica, que causa inflamação,
lesão nas células e, em seguida,

prejuízos à função da tireoide,
que poderá não secretar
hormônios suficientes à circulação
sanguínea.

Nesta doença a tireoide costuma
aumentar de tamanho,
provocando o" <u>bócio</u>", e
podem estar presentes os
sintomas de hipotireoidismo
ou alternar entre períodos
de hiper e hipotireoidismo.
É uma doença auto-imune
que gera anticorpos como anti-
tireoperoxidase (anti-TPO), anti-
tireoglobulina (anti-Tg),   anti-
receptor de TSH (anti-TSHr).

Abaixo foto do Bócio.

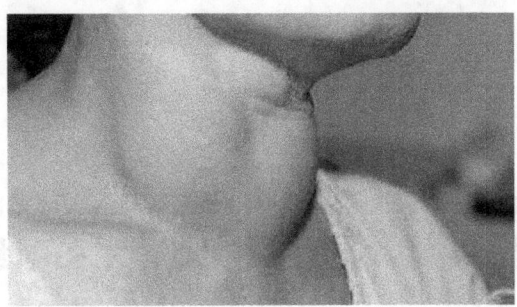

O que é a Tireoidite de Hashimoto?

Como disse antes, a Tireoidite de Hashimoto, também chamada de tireoidite linfocítica crônica, é a principal causa do hipotireoidismo.

É uma doença autoimune na qual anticorpos do nosso corpo atacam e destroem células da tireoide por não reconhecê-las como próprias, causando inflamação crônica e podendo evoluir para uma redução da atividade da glândula e dano tecidual.

Ainda não se sabe o que causa essa produção de anticorpos contra a própria glândula da

tireoide, mas existem alguns fatores de risco para o desenvolvimento da síndrome.

Quais os fatores de risco da doença de Hashimoto?

A incidência desta doença é 5 a 8 vezes maior em mulheres do que em homens e pode afetar, até mesmo, crianças a partir dos 6 anos de idade.
Alguns fatores de risco contribuem com o surgimento da doença:

- Mulheres acima de 40 anos;
- Predisposição genética por histórico familiar da doença;
- Pessoas com anomalias cromossômicas como síndrome de Down, síndrome de Turner e síndrome de Klinefelter;
- Infecção por vírus ou bactéria;
- Outras alterações endócrinas como diabetes tipo 1, problemas na glândula adrenal, artrite reumatoide, entre outras.

Outro fator de risco é o excesso de " iodo" na alimentação. Apesar da falta de ingestão de iodo ser uma das causas do desenvolvimento do hipotireoidismo, seu consumo em excesso pode desenvolver a Tireoidite de Hashimoto. Por isso é importante equilibrar a alimentação!

Quais são os sintomas da Tireoidite de Hashimoto.

Os sintomas da Tireoidite de Hashimoto costumam aparecer quando ela evolui para um quadro de hipotireoidismo, e os sinais podem ser muito sutis nos primeiros meses e até anos da doença. Os sintomas iniciais incluem: fadiga, ganho de peso, pele seca e fria, prisão de ventre.

Com o avanço da doença, outros sintomas mais característicos podem aparecer, como:

- rouquidão e pressão no pescoço devido ao aumento da tireoide (o que conhecemos como bócio);
- depressão, demência e outros distúrbios psiquiátricos;
- perda de memória;
- intolerância ao frio;
- perda de cabelo;

- inchaço ao redor dos olhos
- diminuição dos batimentos cardíacos;
- pressão arterial elevada;
- lentificação da fala;
- falta de coordenação de movimentos musculares voluntários e de equilíbrio;
- dor nas articulações e câimbras musculares;
- menstruação irregular;
- diminuição da libido;
- sonolência e apneia durante o sono.

Como é feito o diagnóstico Tireoidite de Hashimoto?

Quando existe a suspeita da doença, a confirmação do hipotireoidismo pode ser feita através de exames laboratoriais para detecção de níveis de TSH e T4 livre. Em casos em que a tireoide está com alterações, o resultado desses exames deverá indicar TSH alto e T4 livre baixo.

Já para confirmar a existência da Tireoidite de Hashimoto,

é solicitado um exame de detecção e quantificação de autoanticorpos

tireoidianos, conhecidos como

anti-TPO e anti-TG.

Outros exames complementares

podem ser feitos para avaliar o

funcionamento do metabolismo e

a condição da glândula tireoide,

como o hemograma completo,

perfil lipídico, creatinina,

prolactina e ultrassonografia.

<u>Como é feito o tratamento Tireoidite de Hashimoto?</u>

O tratamento da Tireoidite de Hashimoto é igual ao de outras causas de hipotireoidismo, com o uso de reposição hormonal de T4.

O fármaco usado é a levotiroxina sódica, administrada via oral todos os dias em jejum, normalmente para o resto da vida do paciente, já que se trata de uma doença crônica.
O acompanhamento com um endocrinologista é fundamental para a dosagem dos níveis de hormônios e ajustes no tratamento.

Outro tratamento, a intervenção cirúrgica, é indicado em alguns casos específicos.
A presença de bócio volumoso, com sintomas obstrutivos, como dificuldade para respirar ou

engolir, e a existência de nódulo maligno ou linfoma de tireoide sugerem a necessidade da cirurgia, conhecida como tireoidectomia.

Em casos assintomáticos de Tireoidite de

Hashimoto, ela é classificada como subclínica, e não é preciso realizar tratamento.

Uma doença crônica que exige cuidados.

A Tireoidite de Hashimoto, quando causa sintomas e alterações nos hormônios tireoidianos, exige cuidados e disciplina por parte do paciente. O tratamento é contínuo e seu endocrinologista precisa acompanhar sua evolução